Préface

Bienvenue dans ce guide sur les différentes techniques de thérapie pour améliorer votre bien-être mental et émotionnel. Ce livre a été conçu pour vous offrir des outils pratiques et accessibles afin de réduire le stress, améliorer votre humeur et favoriser un sentiment de bien-être général. Chaque chapitre explore une technique spécifique, avec des conseils pratiques, des études de cas et des témoignages pour vous aider à intégrer ces méthodes dans votre vie quotidienne.

À tous ceux qui cherchent la paix intérieure et le bien-être émotionnel, ce livre est dédié à vous. Puissiez-vous trouver les outils et l'inspiration pour améliorer votre vie quotidienne.

"La plus grande découverte de tous les temps est qu'une personne peut changer son avenir en changeant simplement son attitude." - Oprah Winfrey

Je tiens à remercier ma famille et mes amis pour leur soutien indéfectible. Votre amour et votre encouragement m'ont permis de réaliser ce projet.

Ce livre est le fruit de nombreuses heures de recherche et de réflexion. J'espère qu'il vous apportera autant de bien-être et de sérénité qu'il m'en a apporté lors de sa rédaction.

Table des Matières

... est une technique simple mais puissante pour réduire le stress et ... ...ration. En prenant quelques minutes chaque jour pour se concentrer su... ...on, on peut calmer l'esprit et le corps.

1.Technique de base: Asseyez-vous confortablement, fermez les yeux et concentrez-vous sur votre respiration. Inspirez profondément par le nez, retenez votre souffle pendant quelques secondes, puis expirez lentement par la bouche. Répétez ce cycle plusieurs fois, en vous concentrant uniquement sur le flux de votre respiration. Si votre esprit vagabonde, ramenez doucement votre attention sur votre respiration.

2.Avantages: La respiration consciente aide à réduire le stress en activant le système nerveux parasympathique, qui est responsable de la relaxation. Elle améliore également la concentration en ancrant l'esprit dans le moment présent. De plus, cette technique peut aider à abaisser la pression artérielle et à améliorer la qualité du sommeil.

3.Conseils pratiques: Pratiquez cette technique pendant 5 à 10 minutes chaque matin pour commencer la journée en douceur. Vous pouvez également l'utiliser à tout moment de la journée lorsque vous vous sentez stressé ou débordé. Essayez de trouver un endroit calme où vous ne serez pas dérangé. Si vous avez du mal à vous concentrer, essayez de compter vos respirations ou d'utiliser une application de méditation guidée.

4.Variations: Il existe plusieurs variations de la respiration consciente que vous pouvez essayer. Par exemple, la respiration en carré consiste à inspirer pendant quatre secondes, à retenir votre souffle pendant quatre secondes, à expirer pendant quatre secondes, puis à retenir votre souffle pendant quatre secondes avant de recommencer. Une autre variation est la respiration alternée, où vous inspirez par une narine et expirez par l'autre.

5.Études et recherches: De nombreuses études ont montré les bienfaits de la respiration consciente. Par exemple, une étude publiée dans le Journal of Psychosomatic Research a trouvé que la respiration consciente peut réduire les niveaux de cortisol, une hormone du stress. Une autre étude dans le Journal of Clinical Psychology a montré que cette technique peut améliorer la concentration et réduire les symptômes de l'anxiété.

6.Témoignages: De nombreuses personnes ont trouvé la respiration consciente bénéfique. Par exemple, Marie, une mère de deux enfants, a commencé à pratiquer la respiration consciente pour gérer le stress de son travail et de sa vie familiale. Elle a trouvé que cette technique l'aidait à se sentir plus calme et plus concentrée. Jean, un étudiant, utilise la respiration consciente pour se préparer aux examens et a remarqué une amélioration de sa concentration et de ses performances académiques.

7.Intégration dans la vie quotidienne: La respiration consciente peut être intégrée dans votre routine quotidienne de plusieurs façons. Par exemple, vous pouvez pratiquer cette technique pendant votre pause déjeuner pour vous détendre et recharger vos batteries. Vous pouvez également l'utiliser avant de vous coucher pour calmer votre esprit et préparer votre corps à une bonne nuit de sommeil.

8.Conclusion: La respiration consciente est une technique simple mais puissante qui peut avoir un impact significatif sur votre bien-être. En prenant quelques minutes chaque jour pour vous concentrer sur votre respiration, vous pouvez réduire le stress, améliorer la concentration et favoriser la relaxation. Essayez d'intégrer cette technique dans votre routine quotidienne et voyez comment elle peut améliorer votre qualité de vie.

L'hypnose est une méthode qui permet d'accéder à l'inconscient pour apporter des changements positifs dans la vie. Elle peut être utilisée pour gérer la douleur, réduire le stress, ou améliorer la confiance en soi.

1.Technique de base: Trouvez un endroit calme, asseyez-vous confortablement et fermez les yeux. Écoutez une session d'hypnose guidée ou utilisez des techniques d'auto-hypnose pour entrer dans un état de relaxation profonde. Concentrez-vous sur la voix du guide ou sur vos propres suggestions positives.

2.Avantages: L'hypnose peut aider à gérer la douleur en modifiant la perception de celle-ci. Elle peut également réduire le stress en induisant un état de relaxation profonde. De plus, l'hypnose peut améliorer la confiance en soi en renforçant les croyances positives et en éliminant les pensées négatives.

3.Conseils pratiques: Pratiquez l'hypnose régulièrement pour en tirer le maximum de bénéfices. Essayez de trouver un moment de la journée où vous pouvez vous détendre sans être dérangé. Si vous utilisez des sessions d'hypnose guidée, choisissez des enregistrements de qualité avec une voix apaisante.

4.Variations: Il existe plusieurs techniques d'hypnose que vous pouvez essayer. Par exemple, l'hypnose régressive consiste à revisiter des souvenirs passés pour résoudre des problèmes actuels. L'hypnose de suggestion, quant à elle, utilise des suggestions positives pour apporter des changements dans le comportement et les pensées.
5.Études et recherches: De nombreuses études ont montré les bienfaits de l'hypnose. Par exemple, une étude publiée dans le Journal of Pain a trouvé que l'hypnose peut réduire la perception de la douleur chez les patients souffrant de douleurs chroniques. Une autre étude dans le Journal of Anxiety Disorders a montré que l'hypnose peut réduire les symptômes de l'anxiété et améliorer la qualité de vie.

6.Témoignages: De nombreuses personnes ont trouvé l'hypnose bénéfique. Par exemple, Sophie, une athlète, utilise l'hypnose pour améliorer sa performance sportive et gérer le stress des compétitions. Elle a trouvé que cette technique l'aidait à rester concentrée et à se sentir plus confiante. Marc, un entrepreneur, utilise l'hypnose pour gérer le stress de son travail et a remarqué une amélioration de sa productivité et de son bien-être général.

7.Intégration dans la vie quotidienne: L'hypnose peut être intégrée dans votre routine quotidienne de plusieurs façons. Par exemple, vous pouvez pratiquer cette technique avant une réunion importante pour vous sentir plus calme et confiant. Vous pouvez également l'utiliser avant de vous coucher pour vous détendre et préparer votre esprit à une bonne nuit de sommeil.

8.Conclusion: L'hypnose est une technique puissante qui peut avoir un impact significatif sur votre bien-être. En pratiquant régulièrement l'hypnose, vous pouvez gérer la douleur, réduire le stress et améliorer la confiance en soi. Essayez d'intégrer cette technique dans votre routine quotidienne et voyez comment elle peut améliorer votre qualité de vie.

La musicothérapie utilise la musique pour améliorer la santé mentale et physique. Elle peut aider à réduire le stress, améliorer l'humeur et même soulager la douleur.

1.Technique de base: Écoutez de la musique apaisante dans un environnement calme. Choisissez des morceaux qui vous plaisent et qui vous détendent. Vous pouvez également essayer de jouer d'un instrument de musique pour exprimer vos émotions.

2.Avantages: La musicothérapie peut réduire le stress en abaissant les niveaux de cortisol, une hormone du stress. Elle peut également améliorer l'humeur en augmentant la production de dopamine, une hormone du bonheur. De plus, la musique peut aider à soulager la douleur en détournant l'attention de celle-ci.

3.Conseils pratiques: Intégrez la musicothérapie dans votre routine quotidienne en écoutant de la musique relaxante pendant vos moments de détente. Vous pouvez également utiliser la musique pour vous motiver pendant l'exercice ou pour vous aider à vous concentrer pendant le travail.

4.Variations: Il existe plusieurs types de musicothérapie que vous pouvez essayer. Par exemple, la musicothérapie active implique de jouer d'un instrument ou de chanter, tandis que la musicothérapie réceptive consiste à écouter de la musique. Vous pouvez également essayer la musicothérapie guidée, où un thérapeute utilise la musique pour atteindre des objectifs thérapeutiques spécifiques.

5.Études et recherches: De nombreuses études ont montré les bienfaits de la musicothérapie. Par exemple, une étude publiée dans le Journal of Music Therapy a trouvé que la musicothérapie peut réduire les symptômes de la dépression chez les patients atteints de maladies chroniques. Une autre étude dans le Journal of Pain Research a montré que la musicothérapie peut réduire la perception de la douleur chez les patients postopératoires.

6.Témoignages: De nombreuses personnes ont trouvé la musicothérapie bénéfique. Par exemple, Claire, une infirmière, utilise la musicothérapie pour gérer le stress de son travail. Elle a trouvé que la musique l'aidait à se détendre et à se ressourcer après une journée difficile. Paul, un étudiant, utilise la musicothérapie pour se concentrer pendant ses études et a remarqué une amélioration de ses performances académiques.

7.Intégration dans la vie quotidienne: La musicothérapie peut être intégrée dans votre routine quotidienne de plusieurs façons. Par exemple, vous pouvez écouter de la musique relaxante pendant votre pause déjeuner pour vous détendre et recharger vos batteries.

Vous pouvez également utiliser la musique pour vous aider à vous endormir en écoutant des morceaux apaisants avant de vous coucher.

8.Conclusion: La musicothérapie est une technique simple mais puissante qui peut avoir un impact significatif sur votre bien-être. En intégrant la musique dans votre routine quotidienne, vous pouvez réduire le stress, améliorer l'humeur et soulager la douleur. Essayez d'intégrer cette technique dans votre vie et voyez comment elle peut améliorer votre qualité de vie.

Chapitre 4: La Visualisation (Page 4)

La visualisation est une technique qui consiste à imaginer des scènes positives pour améliorer le bien-être mental et physique. Elle peut aider à réduire le stress, améliorer la performance et renforcer la confiance en soi.

1.Technique de base: Asseyez-vous confortablement, fermez les yeux et imaginez une scène apaisante. Cela peut être un endroit que vous aimez, comme une plage ou une forêt, ou une situation positive, comme réussir un projet important. Concentrez-vous sur les détails de cette scène et essayez de la rendre aussi réaliste que possible.

2.Avantages: La visualisation peut réduire le stress en induisant un état de relaxation profonde. Elle peut également améliorer la performance en renforçant les croyances positives et en préparant mentalement à des situations difficiles. De plus, la visualisation peut renforcer la confiance en soi en créant des images mentales de succès.

3.Conseils pratiques: Pratiquez la visualisation régulièrement pour en tirer le maximum de bénéfices. Essayez de trouver un moment de la journée où vous pouvez vous détendre sans être dérangé. Si vous avez du mal à visualiser, essayez de commencer par des scènes simples et de les rendre progressivement plus complexes.

4.Variations: Il existe plusieurs techniques de visualisation que vous pouvez essayer. Par exemple, la visualisation guidée implique d'écouter un enregistrement qui vous guide à travers une scène apaisante. La visualisation créative, quant à elle, consiste à imaginer des scènes positives pour atteindre des objectifs spécifiques, comme réussir un examen ou améliorer une compétence.

5.Études et recherches: De nombreuses études ont montré les bienfaits de la visualisation. Par exemple, une étude publiée dans le Journal of Sports Psychology a trouvé que la visualisation peut améliorer la performance sportive en renforçant la confiance en soi et en préparant mentalement à des compétitions. Une autre étude dans le Journal of Behavioral Medicine a montré que la visualisation peut réduire les symptômes de l'anxiété et améliorer la qualité de vie.

6.Témoignages: De nombreuses personnes ont trouvé la visualisation bénéfique. Par exemple, Anne, une athlète, utilise la visualisation pour se préparer mentalement à ses compétitions. Elle a trouvé que cette technique l'aidait à rester concentrée et à se sentir plus confiante. Pierre, un entrepreneur, utilise la visualisation pour se préparer à des réunions importantes et a remarqué une amélioration de sa performance et de son bien-être général.

7.Intégration dans la vie quotidienne: La visualisation peut être intégrée dans votre routine quotidienne de plusieurs façons. Par exemple, vous pouvez pratiquer cette technique avant une réunion importante pour vous sentir plus calme et confiant. Vous pouvez également l'utiliser avant de vous coucher pour vous détendre et préparer votre esprit à une bonne nuit de sommeil.

8.Conclusion: La visualisation est une technique puissante qui peut avoir un impact significatif sur votre bien-être. En pratiquant régulièrement la visualisation, vous pouvez réduire le stress, améliorer la performance et renforcer la confiance en soi. Essayez d'intégrer cette technique dans votre routine quotidienne et voyez comment elle peut améliorer votre qualité de vie.

Chapitre 5: L'Amour de Soi (Page 5)

L'amour de soi est essentiel pour un bien-être global. Il s'agit de se traiter avec gentillesse, respect et compassion, tout en reconnaissant sa propre valeur.

1.Technique de base: Prenez quelques minutes chaque jour pour vous dire des affirmations positives. Regardez-vous dans le miroir et dites-vous des phrases comme "Je suis digne d'amour", "Je mérite le bonheur" ou "Je suis fier de moi". Essayez de ressentir ces mots profondément.
2.
3.Avantages: L'amour de soi peut améliorer l'estime de soi et la confiance en soi. Il peut également réduire le stress et l'anxiété en favorisant une attitude positive envers soi-même. De plus, il peut améliorer les relations avec les autres en établissant des limites saines et en favorisant le respect mutuel.

4.Conseils pratiques: Intégrez l'amour de soi dans votre routine quotidienne en prenant du temps pour vous chaque jour. Cela peut être aussi simple que de prendre un bain relaxant, de lire un livre que vous aimez, ou de pratiquer une activité qui vous apporte de la joie.

5.Variations: Il existe plusieurs façons de pratiquer l'amour de soi. Par exemple, vous pouvez tenir un journal de gratitude où vous notez chaque jour trois choses que vous appréciez chez vous. Vous pouvez également pratiquer la méditation de l'amour bienveillant, où vous envoyez des pensées positives à vous-même et aux autres.

6.Études et recherches: De nombreuses études ont montré les bienfaits de l'amour de soi. Par exemple, une étude publiée dans le Journal of Personality and Social Psychology a trouvé que l'amour de soi peut améliorer l'estime de soi et réduire les symptômes de la dépression. Une autre étude dans le Journal of Clinical Psychology a montré que l'amour de soi peut améliorer la qualité des relations interpersonnelles.

7.Témoignages: De nombreuses personnes ont trouvé l'amour de soi bénéfique. Par exemple, Julie, une enseignante, a commencé à pratiquer l'amour de soi pour gérer le stress de son travail. Elle a trouvé que cette technique l'aidait à se sentir plus confiante et à mieux gérer les défis quotidiens. Thomas, un étudiant, utilise l'amour de soi pour améliorer son estime de soi et a remarqué une amélioration de son bien-être général.

8.Intégration dans la vie quotidienne: L'amour de soi peut être intégré dans votre routine quotidienne de plusieurs façons. Par exemple, vous pouvez pratiquer cette technique le matin pour commencer la journée avec une attitude positive. Vous pouvez également l'utiliser avant de vous coucher pour vous détendre et vous rappeler votre valeur.

9.Conclusion: L'amour de soi est une technique puissante qui peut avoir un impact significatif sur votre bien-être. En pratiquant régulièrement l'amour de soi, vous pouvez améliorer l'estime de soi, réduire le stress et favoriser des relations saines. Essayez d'intégrer cette technique dans votre routine quotidienne et voyez comment elle peut améliorer votre qualité de vie.

La méditation est une pratique ancienne qui consiste à entraîner l'esprit à se concentrer et à se calmer. Elle peut aider à réduire le stress, améliorer la concentration et favoriser un sentiment de paix intérieure.

1.Technique de base: Asseyez-vous confortablement dans un endroit calme, fermez les yeux et concentrez-vous sur votre respiration. Inspirez profondément par le nez, retenez votre souffle pendant quelques secondes, puis expirez lentement par la bouche. Si votre esprit vagabonde, ramenez doucement votre attention sur votre respiration.

2.Avantages: La méditation peut réduire le stress en abaissant les niveaux de cortisol, une hormone du stress. Elle peut également améliorer la concentration en entraînant l'esprit à se focaliser sur le moment présent. De plus, la méditation peut favoriser un sentiment de paix intérieure en calmant l'esprit et le corps.

3.Conseils pratiques: Pratiquez la méditation régulièrement pour en tirer le maximum de bénéfices. Essayez de trouver un moment de la journée où vous pouvez vous détendre sans être dérangé. Si vous avez du mal à vous concentrer, essayez de compter vos respirations ou d'utiliser une application de méditation guidée.

4.Variations: Il existe plusieurs types de méditation que vous pouvez essayer. Par exemple, la méditation de pleine conscience consiste à se concentrer sur le moment présent sans jugement. La méditation transcendantale, quant à elle, utilise un mantra pour aider à calmer l'esprit. Vous pouvez également essayer la méditation guidée, où un guide vous aide à vous détendre et à vous concentrer.

5.Études et recherches: De nombreuses études ont montré les bienfaits de la méditation. Par exemple, une étude publiée dans le Journal of Clinical Psychology a trouvé que la méditation peut réduire les symptômes de l'anxiété et de la dépression. Une autre étude dans le Journal of Neuroscience a montré que la méditation peut améliorer la concentration et la mémoire.

6.Témoignages: De nombreuses personnes ont trouvé la méditation bénéfique. Par exemple, Sarah, une mère de deux enfants, utilise la méditation pour gérer le stress de sa vie quotidienne. Elle a trouvé que cette technique l'aidait à se sentir plus calme et plus concentrée. David, un entrepreneur, utilise la méditation pour améliorer sa productivité et a remarqué une amélioration de son bien-être général.

7.Intégration dans la vie quotidienne: La méditation peut être intégrée dans votre routine quotidienne de plusieurs façons. Par exemple, vous pouvez pratiquer cette technique le matin pour commencer la journée avec une attitude positive. Vous pouvez également l'utiliser avant de vous coucher pour vous détendre et préparer votre esprit à une bonne nuit de sommeil.

8.Conclusion: La méditation est une technique puissante qui peut avoir un impact significatif sur votre bien-être. En pratiquant régulièrement la méditation, vous pouvez réduire le stress, améliorer la concentration et favoriser un sentiment de paix intérieure. Essayez d'intégrer cette technique dans votre routine quotidienne et voyez comment elle peut améliorer votre qualité de vie.

Chapitre 7: Le Yoga (Page 7)

Le yoga est une pratique ancienne qui combine des postures physiques, des techniques de respiration et de la méditation pour améliorer le bien-être physique et mental.

1.Technique de base: Trouvez un endroit calme et confortable pour pratiquer le yoga. Commencez par des postures simples comme la posture de l'enfant ou la posture du chien tête en bas. Concentrez-vous sur votre respiration et essayez de maintenir chaque posture pendant quelques respirations.

2.Avantages: Le yoga peut améliorer la flexibilité et la force musculaire. Il peut également réduire le stress en abaissant les niveaux de cortisol, une hormone du stress. De plus, le yoga peut améliorer la concentration et favoriser un sentiment de paix intérieure.

3.Conseils pratiques: Pratiquez le yoga régulièrement pour en tirer le maximum de bénéfices. Essayez de trouver un moment de la journée où vous pouvez vous détendre sans être dérangé. Si vous êtes débutant, commencez par des postures simples et progressez lentement vers des postures plus avancées.

4.Variations: Il existe plusieurs types de yoga que vous pouvez essayer. Par exemple, le Hatha yoga se concentre sur des postures simples et des techniques de respiration. Le Vinyasa yoga, quant à lui, combine des postures fluides avec des techniques de respiration. Vous pouvez également essayer le yoga restauratif, qui utilise des postures soutenues pour favoriser la relaxation.

5.Études et recherches: De nombreuses études ont montré les bienfaits du yoga. Par exemple, une étude publiée dans le Journal of Alternative and Complementary Medicine a trouvé que le yoga peut réduire les symptômes de l'anxiété et de la dépression. Une autre étude dans le Journal of Physical Therapy Science a montré que le yoga peut améliorer la flexibilité et la force musculaire.

6.Témoignages: De nombreuses personnes ont trouvé le yoga bénéfique. Par exemple, Emma, une enseignante, utilise le yoga pour gérer le stress de son travail. Elle a trouvé que cette technique l'aidait à se sentir plus calme et plus concentrée. Lucas, un étudiant, utilise le yoga pour améliorer sa flexibilité et a remarqué une amélioration de son bien-être général.

7.Intégration dans la vie quotidienne: Le yoga peut être intégré dans votre routine quotidienne de plusieurs façons. Par exemple, vous pouvez pratiquer cette technique le matin pour commencer la journée avec une attitude positive. Vous pouvez également l'utiliser avant de vous coucher pour vous détendre et préparer votre corps à une bonne nuit de sommeil.

8.Conclusion: Le yoga est une technique puissante qui peut avoir un impact significatif sur votre bien-être. En pratiquant régulièrement le yoga, vous pouvez améliorer la flexibilité, réduire le stress et favoriser un sentiment de paix intérieure. Essayez d'intégrer cette technique dans votre routine quotidienne et voyez comment elle peut améliorer votre qualité de vie.

Chapitre 8: La Pleine Conscience (Page 8)

La pleine conscience est une pratique qui consiste à être pleinement présent et conscient de l'instant présent, sans jugement. Elle peut aider à réduire le stress, améliorer la concentration et favoriser un sentiment de paix intérieure

.

1.Technique de base: Asseyez-vous confortablement dans un endroit calme, fermez les yeux et concentrez-vous sur votre respiration. Prenez conscience de chaque inspiration et expiration, en observant les sensations dans votre corps. Si votre esprit vagabonde, ramenez doucement votre attention sur votre respiration.

2.Avantages: La pleine conscience peut réduire le stress en abaissant les niveaux de cortisol, une hormone du stress. Elle peut également améliorer la concentration en entraînant l'esprit à se focaliser sur le moment présent. De plus, la pleine conscience peut favoriser un sentiment de paix intérieure en calmant l'esprit et le corps.

3.Conseils pratiques: Pratiquez la pleine conscience régulièrement pour en tirer le maximum de bénéfices. Essayez de trouver un moment de la journée où vous pouvez vous détendre sans être dérangé. Si vous avez du mal à vous concentrer, essayez de compter vos respirations ou d'utiliser une application de méditation guidée.

4.Variations: Il existe plusieurs techniques de pleine conscience que vous pouvez essayer. Par exemple, la marche méditative consiste à marcher lentement en prenant conscience de chaque pas. La pleine conscience des sensations, quant à elle, consiste à se concentrer sur les sensations dans votre corps, comme la chaleur ou le froid.

5.Études et recherches: De nombreuses études ont montré les bienfaits de la pleine conscience. Par exemple, une étude publiée dans le Journal of Clinical Psychology a trouvé que la pleine conscience peut réduire les symptômes de l'anxiété et de la dépression. Une autre étude dans le Journal of Neuroscience a montré que la pleine conscience peut améliorer la concentration et la mémoire.

6.Témoignages: De nombreuses personnes ont trouvé la pleine conscience bénéfique. Par exemple, Sophie, une mère de deux enfants, utilise la pleine conscience pour gérer le stress de sa vie quotidienne. Elle a trouvé que cette technique l'aidait à se sentir plus calme et plus concentrée. Marc, un entrepreneur, utilise la pleine conscience pour améliorer sa productivité et a remarqué une amélioration de son bien-être général.

7.Intégration dans la vie quotidienne: La pleine conscience peut être intégrée dans votre routine quotidienne de plusieurs façons. Par exemple, vous pouvez pratiquer cette technique le matin pour commencer la journée avec une attitude positive. Vous pouvez également l'utiliser avant de vous coucher pour vous détendre et préparer votre esprit à une bonne nuit de sommeil.

8.Conclusion: La pleine conscience est une technique puissante qui peut avoir un impact significatif sur votre bien-être. En pratiquant régulièrement la pleine conscience, vous pouvez réduire le stress, améliorer la concentration et favoriser un sentiment de paix intérieure. Essayez d'intégrer cette technique dans votre routine quotidienne et voyez comment elle peut améliorer votre qualité de vie.

La relaxation progressive est une technique qui consiste à contracter et à relâcher les muscles de votre corps pour réduire le stress et favoriser la relaxation.

1.Technique de base: Asseyez-vous ou allongez-vous confortablement dans un endroit calme. Commencez par contracter les muscles de vos pieds pendant quelques secondes, puis relâchez-les. Remontez progressivement le long de votre corps, en contractant et en relâchant chaque groupe musculaire.

2.Avantages: La relaxation progressive peut réduire le stress en abaissant les niveaux de cortisol, une hormone du stress. Elle peut également favoriser la relaxation en relâchant les tensions musculaires. De plus, cette technique peut améliorer la qualité du sommeil en préparant le corps à une nuit de repos.

3.Conseils pratiques: Pratiquez la relaxation progressive régulièrement pour en tirer le maximum de bénéfices. Essayez de trouver un moment de la journée où vous pouvez vous détendre sans être dérangé. Si vous avez du mal à vous concentrer, essayez d'utiliser une application de relaxation guidée.

4.Variations: Il existe plusieurs techniques de relaxation progressive que vous pouvez essayer. Par exemple, la relaxation progressive de Jacobson consiste à contracter et à relâcher chaque groupe musculaire pendant quelques secondes. La relaxation autogène, quant à elle, utilise des suggestions mentales pour induire un état de relaxation.

5.Études et recherches: De nombreuses études ont montré les bienfaits de la relaxation progressive. Par exemple, une étude publiée dans le Journal of Behavioral Medicine a trouvé que la relaxation progressive peut réduire les symptômes de l'anxiété et de la dépression. Une autre étude dans le Journal of Clinical Psychology a montré que cette technique peut améliorer la qualité du sommeil.

6.Témoignages: De nombreuses personnes ont trouvé la relaxation progressive bénéfique. Par exemple, Claire, une infirmière, utilise cette technique pour gérer le stress de son travail. Elle a trouvé que la relaxation progressive l'aidait à se détendre et à se ressourcer après une journée difficile. Paul, un étudiant, utilise cette technique pour se préparer aux examens et a remarqué une amélioration de sa concentration et de ses performances académiques.

7.Intégration dans la vie quotidienne: La relaxation progressive peut être intégrée dans votre routine quotidienne de plusieurs façons. Par exemple, vous pouvez pratiquer cette technique le matin pour commencer la journée avec une attitude positive. Vous pouvez également l'utiliser avant de vous coucher pour vous détendre et préparer votre corps à une bonne nuit de sommeil.

8.Conclusion: La relaxation progressive est une technique puissante qui peut avoir un impact significatif sur votre bien-être. En pratiquant régulièrement cette technique, vous pouvez réduire le stress, favoriser la relaxation et améliorer la qualité du sommeil. Essayez d'intégrer cette technique dans votre routine quotidienne et voyez comment elle peut améliorer votre qualité de vie.

Chapitre 10: La Cohérence Cardiaque (Page 10)

La cohérence cardiaque est une technique de respiration qui permet de réguler le rythme cardiaque et de réduire le stress.

1.Technique de base: Asseyez-vous confortablement dans un endroit calme, fermez les yeux et concentrez-vous sur votre respiration. Inspirez profondément par le nez pendant cinq secondes, retenez votre souffle pendant cinq secondes, puis expirez lentement par la bouche pendant cinq secondes. Répétez ce cycle pendant cinq minutes.

2.Avantages: La cohérence cardiaque peut réduire le stress en abaissant les niveaux de cortisol, une hormone du stress. Elle peut également améliorer la concentration en régulant le rythme cardiaque. De plus, cette technique peut favoriser un sentiment de paix intérieure en calmant l'esprit et le corps.

3.Conseils pratiques: Pratiquez la cohérence cardiaque régulièrement pour en tirer le maximum de bénéfices. Essayez de trouver un moment de la journée où vous pouvez vous détendre sans être dérangé. Si vous avez du mal à vous concentrer, essayez d'utiliser une application de cohérence cardiaque guidée.

4.Variations: Il existe plusieurs techniques de cohérence cardiaque que vous pouvez essayer. Par exemple, la méthode 365 consiste à pratiquer la cohérence cardiaque trois fois par jour pendant cinq minutes. La méthode HeartMath, quant à elle, utilise des dispositifs de biofeedback pour mesurer et réguler la cohérence cardiaque.

5.Études et recherches: De nombreuses études ont montré les bienfaits de la cohérence cardiaque. Par exemple, une étude publiée dans le Journal of Behavioral Medicine a trouvé que la cohérence cardiaque peut réduire les symptômes de l'anxiété et de la dépression. Une autre étude dans le Journal of Clinical Psychology a montré que cette technique peut améliorer la qualité du sommeil.

6.Témoignages: De nombreuses personnes ont trouvé la cohérence cardiaque bénéfique. Par exemple, Sophie, une mère de deux enfants, utilise cette technique pour gérer le stress de sa vie quotidienne. Elle a trouvé que la cohérence cardiaque l'aidait à se sentir plus calme et plus concentrée. Marc, un entrepreneur, utilise cette technique pour améliorer sa productivité et a remarqué une amélioration de son bien-être général.

7.Intégration dans la vie quotidienne: La cohérence cardiaque peut être intégrée dans votre routine quotidienne de plusieurs façons. Par exemple, vous pouvez pratiquer cette technique le matin pour commencer la journée avec une attitude positive. Vous pouvez également l'utiliser avant de vous coucher pour vous détendre et préparer votre esprit à une bonne nuit de sommeil.

8.Conclusion: La cohérence cardiaque est une technique puissante qui peut avoir un impact significatif sur votre bien-être. En pratiquant régulièrement cette technique, vous pouvez réduire le stress, améliorer la concentration et favoriser un sentiment de paix intérieure. Essayez d'intégrer cette technique dans votre routine quotidienne et voyez comment elle peut améliorer votre qualité de vie.

Chapitre 11: La Sophrologie (Page 11)

La sophrologie est une méthode de relaxation qui combine des techniques de respiration, de visualisation et de relaxation musculaire pour améliorer le bien-être.

1.Technique de base: Asseyez-vous confortablement dans un endroit calme, fermez les yeux et concentrez-vous sur votre respiration. Inspirez profondément par le nez, retenez votre souffle pendant quelques secondes, puis expirez lentement par la bouche. Visualisez une scène apaisante, comme une plage ou une forêt, et essayez de ressentir les sensations associées à cette scène.

2.Avantages: La sophrologie peut réduire le stress en abaissant les niveaux de cortisol, une hormone du stress. Elle peut également améliorer la concentration en entraînant l'esprit à se focaliser sur le moment présent. De plus, cette technique peut favoriser un sentiment de paix intérieure en calmant l'esprit et le corps.

3.Conseils pratiques: Pratiquez la sophrologie régulièrement pour en tirer le maximum de bénéfices. Essayez de trouver un moment de la journée où vous pouvez vous détendre sans être dérangé. Si vous avez du mal à vous concentrer, essayez d'utiliser une application de sophrologie guidée.

4.Variations: Il existe plusieurs techniques de sophrologie que vous pouvez essayer. Par exemple, la relaxation dynamique consiste à combiner des mouvements doux avec des techniques de respiration. La relaxation statique, quant à elle, utilise des techniques de visualisation pour induire un état de relaxation.

5.Études et recherches: De nombreuses études ont montré les bienfaits de la sophrologie. Par exemple, une étude publiée dans le Journal of Behavioral Medicine a trouvé que la sophrologie peut réduire les symptômes de l'anxiété et de la dépression. Une autre étude dans le Journal of Clinical Psychology a montré que cette technique peut améliorer la qualité du sommeil.

6.Témoignages: De nombreuses personnes ont trouvé la sophrologie bénéfique. Par exemple, Claire, une infirmière, utilise cette technique pour gérer le stress de son travail. Elle a trouvé que la sophrologie l'aidait à se détendre et à se ressourcer après une journée difficile. Paul, un étudiant, utilise cette technique pour se préparer aux examens et a remarqué une amélioration de sa concentration et de ses performances académiques.

7.Intégration dans la vie quotidienne: La sophrologie peut être intégrée dans votre routine quotidienne de plusieurs façons. Par exemple, vous pouvez pratiquer cette technique le matin pour commencer la journée avec une attitude positive. Vous pouvez également l'utiliser avant de vous coucher pour vous détendre et préparer votre esprit à une bonne nuit de sommeil.

8.Conclusion: La sophrologie est une technique puissante qui peut avoir un impact significatif sur votre bien-être. En pratiquant régulièrement cette technique, vous pouvez réduire le stress, améliorer la concentration et favoriser un sentiment de paix intérieure. Essayez d'intégrer cette technique dans votre routine quotidienne et voyez comment elle peut améliorer votre qualité de vie.

Chapitre 12: L'Art-Thérapie (Page 12)

L'art-thérapie utilise l'expression artistique pour améliorer la santé mentale et émotionnelle. Elle peut aider à réduire le stress, améliorer l'humeur et favoriser l'expression de soi.

1.Technique de base: Choisissez un médium artistique qui vous plaît, comme la peinture, le dessin ou la sculpture. Prenez quelques minutes chaque jour pour créer quelque chose sans vous soucier du résultat final. Concentrez-vous sur le processus de création et laissez vos émotions s'exprimer à travers votre art.

2.Avantages: L'art-thérapie peut réduire le stress en offrant une sortie créative pour les émotions. Elle peut également améliorer l'humeur en augmentant la production de dopamine, une hormone du bonheur. De plus, cette technique peut favoriser l'expression de soi en permettant d'explorer et de comprendre ses émotions.

3.Conseils pratiques: Intégrez l'art-thérapie dans votre routine quotidienne en prenant du temps pour créer chaque jour. Vous n'avez pas besoin d'être un artiste pour bénéficier de cette technique; l'important est de vous concentrer sur le processus de création plutôt que sur le résultat final.

4.Variations: Il existe plusieurs types d'art-thérapie que vous pouvez essayer. Par exemple, la peinture intuitive consiste à peindre sans plan précis, en laissant les couleurs et les formes émerger spontanément. Le collage, quant à lui, utilise des images découpées pour créer des compositions visuelles.

5.Études et recherches: De nombreuses études ont montré les bienfaits de l'art-thérapie. Par exemple, une étude publiée dans le Journal of the American Art Therapy Association a trouvé que l'art-thérapie peut réduire les symptômes de l'anxiété et de la dépression. Une autre étude dans le Journal of Clinical Psychology a montré que cette technique peut améliorer l'estime de soi et la qualité de vie.

6.Témoignages: De nombreuses personnes ont trouvé l'art-thérapie bénéfique. Par exemple, Julie, une enseignante, utilise cette technique pour gérer le stress de son travail. Elle a trouvé que l'art-thérapie l'aidait à se détendre et à exprimer ses émotions. Thomas, un étudiant, utilise cette technique pour améliorer son humeur et a remarqué une amélioration de son bien-être général.

7.Intégration dans la vie quotidienne: L'art-thérapie peut être intégrée dans votre routine quotidienne de plusieurs façons. Par exemple, vous pouvez pratiquer cette technique le matin pour commencer la journée avec une attitude positive. Vous pouvez également l'utiliser avant de vous coucher pour vous détendre et exprimer vos émotions.

8.Conclusion: L'art-thérapie est une technique puissante qui peut avoir un impact significatif sur votre bien-être. En pratiquant régulièrement cette technique, vous pouvez réduire le stress, améliorer l'humeur et favoriser l'expression de soi. Essayez d'intégrer cette technique dans votre routine quotidienne et voyez comment elle peut améliorer votre qualité de vie.

Chapitre 13: La Danse Thérapie (Page 13)

La danse thérapie utilise le mouvement et la danse pour améliorer la santé mentale et émotionnelle. Elle peut aider à réduire le stress, améliorer l'humeur et favoriser l'expression de soi.

1.Technique de base: Choisissez une musique qui vous plaît et laissez votre corps bouger librement. Ne vous souciez pas de la technique ou du style; concentrez-vous simplement sur le plaisir de bouger et d'exprimer vos émotions à travers la danse.

2.Avantages: La danse thérapie peut réduire le stress en offrant une sortie physique pour les émotions. Elle peut également améliorer l'humeur en augmentant la production de dopamine, une hormone du bonheur. De plus, cette technique peut favoriser l'expression de soi en permettant d'explorer et de comprendre ses émotions à travers le mouvement.

3.Conseils pratiques: Intégrez la danse thérapie dans votre routine quotidienne en prenant du temps pour danser chaque jour. Vous n'avez pas besoin d'être un danseur professionnel pour bénéficier de cette technique; l'important est de vous concentrer sur le plaisir de bouger et d'exprimer vos émotions.

4.Variations: Il existe plusieurs types de danse thérapie que vous pouvez essayer. Par exemple, la danse libre consiste à bouger sans plan précis, en laissant les mouvements émerger spontanément. La danse guidée, quant à elle, utilise des instructions pour guider les mouvements et favoriser l'expression émotionnelle.

5.Études et recherches: De nombreuses études ont montré les bienfaits de la danse thérapie. Par exemple, une étude publiée dans le Journal of Dance Therapy a trouvé que la danse thérapie peut réduire les symptômes de l'anxiété et de la dépression. Une autre étude dans le Journal of Clinical Psychology a montré que cette technique peut améliorer l'estime de soi et la qualité de vie.

6.Témoignages: De nombreuses personnes ont trouvé la danse thérapie bénéfique. Par exemple, Emma, une enseignante, utilise cette technique pour gérer le stress de son travail. Elle a trouvé que la danse thérapie l'aidait à se détendre et à exprimer ses émotions. Lucas, un étudiant, utilise cette technique pour améliorer son humeur et a remarqué une amélioration de son bien-être général.

7.Intégration dans la vie quotidienne: La danse thérapie peut être intégrée dans votre routine quotidienne de plusieurs façons. Par exemple, vous pouvez pratiquer cette technique le matin pour commencer la journée avec une attitude positive. Vous pouvez également l'utiliser avant de vous coucher pour vous détendre et exprimer vos émotions.

8.Conclusion: La danse thérapie est une technique puissante qui peut avoir un impact significatif sur votre bien-être. En pratiquant régulièrement cette technique, vous pouvez réduire le stress, améliorer l'humeur et favoriser l'expression de soi. Essayez d'intégrer cette technique dans votre routine quotidienne et voyez comment elle peut améliorer votre qualité de vie.

Chapitre 14: La Thérapie par le Jeu (Page 14)

La thérapie par le jeu utilise le jeu pour améliorer la santé mentale et émotionnelle. Elle peut aider à réduire le stress, améliorer l'humeur et favoriser l'expression de soi.

1.Technique de base: Choisissez un jeu qui vous plaît, comme un jeu de société, un jeu vidéo ou un jeu de rôle. Prenez quelques minutes chaque jour pour jouer et vous amuser. Concentrez-vous sur le plaisir du jeu et laissez vos émotions s'exprimer à travers le jeu.

2.Avantages: La thérapie par le jeu peut réduire le stress en offrant une sortie ludique pour les émotions. Elle peut également améliorer l'humeur en augmentant la production de dopamine, une hormone du bonheur. De plus, cette technique peut favoriser l'expression de soi en permettant d'explorer et de comprendre ses émotions à travers le jeu.

3.Conseils pratiques: Intégrez la thérapie par le jeu dans votre routine quotidienne en prenant du temps pour jouer chaque jour. Vous n'avez pas besoin d'être un joueur professionnel pour bénéficier de cette technique; l'important est de vous concentrer sur le plaisir du jeu et d'exprimer vos émotions.

4.Variations: Il existe plusieurs types de thérapie par le jeu que vous pouvez essayer. Par exemple, les jeux de société peuvent favoriser l'interaction sociale et la coopération. Les jeux vidéo, quant à eux, peuvent offrir une immersion dans des mondes virtuels et permettre l'exploration de différentes facettes de soi.

5.Études et recherches: De nombreuses études ont montré les bienfaits de la thérapie par le jeu. Par exemple, une étude publiée dans le Journal of Play Therapy a trouvé que la thérapie par le jeu peut réduire les symptômes de l'anxiété et de la dépression. Une autre étude dans le Journal of Clinical Psychology a montré que cette technique peut améliorer l'estime de soi et la qualité de vie.

6.Témoignages: De nombreuses personnes ont trouvé la thérapie par le jeu bénéfique. Par exemple, Julie, une enseignante, utilise cette technique pour gérer le stress de son travail. Elle a trouvé que la thérapie par le jeu l'aidait à se détendre et à exprimer ses émotions. Thomas, un étudiant, utilise cette technique pour améliorer son humeur et a remarqué une amélioration de son bien-être général.

7.Intégration dans la vie quotidienne: La thérapie par le jeu peut être intégrée dans votre routine quotidienne de plusieurs façons. Par exemple, vous pouvez pratiquer cette technique le matin pour commencer la journée avec une attitude positive. Vous pouvez également l'utiliser avant de vous coucher pour vous détendre et exprimer vos émotions.

8.Conclusion: La thérapie par le jeu est une technique puissante qui peut avoir un impact significatif sur votre bien-être. En pratiquant régulièrement cette technique, vous pouvez réduire le stress, améliorer l'humeur et favoriser l'expression de soi. Essayez d'intégrer cette technique dans votre routine quotidienne et voyez comment elle peut améliorer votre qualité de vie.

Chapitre 15: La Thérapie par les Animaux (Page 15)

La thérapie par les animaux utilise l'interaction avec les animaux pour améliorer la santé mentale et émotionnelle. Elle peut aider à réduire le stress, améliorer l'humeur et favoriser un sentiment de connexion.

1.Technique de base: Passez du temps avec un animal de compagnie, comme un chien, un chat ou un cheval. Prenez quelques minutes chaque jour pour caresser, jouer ou simplement être en présence de l'animal. Concentrez-vous sur les sensations positives que vous ressentez en interagissant avec l'animal.

2.Avantages: La thérapie par les animaux peut réduire le stress en abaissant les niveaux de cortisol, une hormone du stress. Elle peut également améliorer l'humeur en augmentant la production de dopamine, une hormone du bonheur. De plus, cette technique peut favoriser un sentiment de connexion en renforçant les liens affectifs avec les animaux.

3.Conseils pratiques: Intégrez la thérapie par les animaux dans votre routine quotidienne en prenant du temps pour interagir avec un animal chaque jour. Si vous n'avez pas d'animal de compagnie, vous pouvez visiter un refuge pour animaux ou participer à des programmes de thérapie assistée par les animaux.

4.Variations: Il existe plusieurs types de thérapie par les animaux que vous pouvez essayer. Par exemple, la thérapie assistée par les chiens utilise des chiens spécialement entraînés pour apporter du réconfort et du soutien émotionnel. La thérapie équine, quant à elle, utilise les chevaux pour favoriser la guérison émotionnelle et la croissance personnelle.

5.Études et recherches: De nombreuses études ont montré les bienfaits de la thérapie par les animaux. Par exemple, une étude publiée dans le Journal of Animal-Assisted Therapy a trouvé que la thérapie par les animaux peut réduire les symptômes de l'anxiété et de la dépression. Une autre étude dans le Journal of Clinical Psychology a montré que cette technique peut améliorer l'estime de soi et la qualité de vie.

6.Témoignages: De nombreuses personnes ont trouvé la thérapie par les animaux bénéfique. Par exemple, Claire, une infirmière, utilise cette technique pour gérer le stress de son travail. Elle a trouvé que la thérapie par les animaux l'aidait à se détendre et à se ressourcer après une journée difficile. Paul, un étudiant, utilise cette technique pour améliorer son humeur et a remarqué une amélioration de son bien-être général.

7.Intégration dans la vie quotidienne: La thérapie par les animaux peut être intégrée dans votre routine quotidienne de plusieurs façons. Par exemple, vous pouvez pratiquer cette technique le matin pour commencer la journée avec une attitude positive. Vous pouvez également l'utiliser avant de vous coucher pour vous détendre et exprimer vos émotions.

8.Conclusion: La thérapie par les animaux est une technique puissante qui peut avoir un impact significatif sur votre bien-être. En pratiquant régulièrement cette technique, vous pouvez réduire le stress, améliorer l'humeur et favoriser un sentiment de connexion. Essayez d'intégrer cette technique dans votre routine quotidienne et voyez comment elle peut améliorer votre qualité de vie.

La thérapie par le rire utilise le rire pour améliorer la santé mentale et émotionnelle. Elle peut aider à réduire le stress, améliorer l'humeur et favoriser un sentiment de joie.

1.Technique de base: Prenez quelques minutes chaque jour pour regarder une vidéo drôle, lire une blague ou participer à une séance de yoga du rire. Concentrez-vous sur le plaisir du rire et laissez vos émotions s'exprimer à travers le rire.

2.Avantages: La thérapie par le rire peut réduire le stress en abaissant les niveaux de cortisol, une hormone du stress. Elle peut également améliorer l'humeur en augmentant la production de dopamine, une hormone du bonheur. De plus, cette technique peut favoriser un sentiment de joie en permettant d'explorer et de comprendre ses émotions à travers le rire.

3.Conseils pratiques: Intégrez la thérapie par le rire dans votre routine quotidienne en prenant du temps pour rire chaque jour. Vous n'avez pas besoin d'être un comédien pour bénéficier de cette technique; l'important est de vous concentrer sur le plaisir du rire et d'exprimer vos émotions.

4.Variations: Il existe plusieurs types de thérapie par le rire que vous pouvez essayer. Par exemple, le yoga du rire combine des exercices de respiration avec des rires forcés pour induire un état de joie. Les clubs de rire, quant à eux, offrent un espace pour partager des blagues et des histoires drôles avec d'autres personnes.

5.Études et recherches: De nombreuses études ont montré les bienfaits de la thérapie par le rire. Par exemple, une étude publiée dans le Journal of Laughter Therapy a trouvé que la thérapie par le rire peut réduire les symptômes de l'anxiété et de la dépression. Une autre étude dans le Journal of Clinical Psychology a montré que cette technique peut améliorer l'estime de soi et la qualité de vie.

6.Témoignages: De nombreuses personnes ont trouvé la thérapie par le rire bénéfique. Par exemple, Julie, une enseignante, utilise cette technique pour gérer le stress de son travail. Elle a trouvé que la thérapie par le rire l'aidait à se détendre et à exprimer ses émotions. Thomas, un étudiant, utilise cette technique pour améliorer son humeur et a remarqué une amélioration de son bien-être général.

7.Intégration dans la vie quotidienne: La thérapie par le rire peut être intégrée dans votre routine quotidienne de plusieurs façons. Par exemple, vous pouvez pratiquer cette technique le matin pour commencer la journée avec une attitude positive. Vous pouvez également l'utiliser avant de vous coucher pour vous détendre et exprimer vos émotions.

8.Conclusion: La thérapie par le rire est une technique puissante qui peut avoir un impact significatif sur votre bien-être. En pratiquant régulièrement cette technique, vous pouvez réduire le stress, améliorer l'humeur et favoriser un sentiment de joie. Essayez d'intégrer cette technique dans votre routine quotidienne et voyez comment elle peut améliorer votre qualité de vie.

Chapitre 17: La Thérapie par la Nature (Page 17)

La thérapie par la nature, ou écothérapie, utilise le contact avec la nature pour améliorer la santé mentale et émotionnelle. Elle peut aider à réduire le stress, améliorer l'humeur et favoriser un sentiment de connexion avec l'environnement.

1.Technique de base: Passez du temps à l'extérieur, que ce soit dans un parc, une forêt ou près d'un plan d'eau. Prenez quelques minutes chaque jour pour marcher, respirer l'air frais et observer la nature autour de vous. Concentrez-vous sur les sensations positives que vous ressentez en étant en contact avec la nature.

2.Avantages: La thérapie par la nature peut réduire le stress en abaissant les niveaux de cortisol, une hormone du stress. Elle peut également améliorer l'humeur en augmentant la production de dopamine, une hormone du bonheur. De plus, cette technique peut favoriser un sentiment de connexion en renforçant les liens avec l'environnement naturel.

3.Conseils pratiques: Intégrez la thérapie par la nature dans votre routine quotidienne en prenant du temps pour sortir chaque jour. Si vous vivez en ville, essayez de trouver des espaces verts où vous pouvez vous détendre et vous ressourcer.

4.Variations: Il existe plusieurs types de thérapie par la nature que vous pouvez essayer. Par exemple, la marche en pleine conscience consiste à marcher lentement en prenant conscience de chaque pas et des sensations autour de vous. Le jardinage, quant à lui, permet de se connecter à la terre et de cultiver des plantes.

5.Études et recherches: De nombreuses études ont montré les bienfaits de la thérapie par la nature. Par exemple, une étude publiée dans le Journal of Environmental Psychology a trouvé que la thérapie par la nature peut réduire les symptômes de l'anxiété et de la dépression. Une autre étude dans le Journal of Clinical Psychology a montré que cette technique peut améliorer l'estime de soi et la qualité de vie.

6.Témoignages: De nombreuses personnes ont trouvé la thérapie par la nature bénéfique. Par exemple, Claire, une infirmière, utilise cette technique pour gérer le stress de son travail. Elle a trouvé que la thérapie par la nature l'aidait à se détendre et à se ressourcer après une journée difficile. Paul, un étudiant, utilise cette technique pour améliorer son humeur et a remarqué une amélioration de son bien-être général.

7.Intégration dans la vie quotidienne: La thérapie par la nature peut être intégrée dans votre routine quotidienne de plusieurs façons. Par exemple, vous pouvez pratiquer cette technique le matin pour commencer la journée avec une attitude positive. Vous pouvez également l'utiliser avant de vous coucher pour vous détendre et exprimer vos émotions.

8.Conclusion: La thérapie par la nature est une technique puissante qui peut avoir un impact significatif sur votre bien-être. En pratiquant régulièrement cette technique, vous pouvez réduire le stress, améliorer l'humeur et favoriser un sentiment de connexion avec l'environnement. Essayez d'intégrer cette technique dans votre routine quotidienne et voyez comment elle peut améliorer votre qualité de vie.

Chapitre 18: La Thérapie par l'Écriture (Page 18)

La thérapie par l'écriture utilise l'écriture pour améliorer la santé mentale et émotionnelle. Elle peut aider à réduire le stress, améliorer l'humeur et favoriser l'expression de soi.

1.Technique de base: Prenez quelques minutes chaque jour pour écrire sur vos pensées et vos émotions. Vous pouvez tenir un journal, écrire des lettres que vous n'envoyez pas, ou simplement noter vos réflexions. Concentrez-vous sur le processus d'écriture et laissez vos émotions s'exprimer à travers les mots.

2.Avantages: La thérapie par l'écriture peut réduire le stress en offrant une sortie créative pour les émotions. Elle peut également améliorer l'humeur en augmentant la production de dopamine, une hormone du bonheur. De plus, cette technique peut favoriser l'expression de soi en permettant d'explorer et de comprendre ses émotions.

3.Conseils pratiques: Intégrez la thérapie par l'écriture dans votre routine quotidienne en prenant du temps pour écrire chaque jour. Vous n'avez pas besoin d'être un écrivain pour bénéficier de cette technique; l'important est de vous concentrer sur le processus d'écriture plutôt que sur le résultat final.

4.Variations: Il existe plusieurs types de thérapie par l'écriture que vous pouvez essayer. Par exemple, l'écriture expressive consiste à écrire librement sur vos pensées et vos émotions sans vous soucier de la grammaire ou de la structure. L'écriture créative, quant à elle, utilise des histoires et des poèmes pour explorer des thèmes personnels.

5.Études et recherches: De nombreuses études ont montré les bienfaits de la thérapie par l'écriture. Par exemple, une étude publiée dans le Journal of Writing Research a trouvé que la thérapie par l'écriture peut réduire les symptômes de l'anxiété et de la dépression. Une autre étude dans le Journal of Clinical Psychology a montré que cette technique peut améliorer l'estime de soi et la qualité de vie.

6.Témoignages: De nombreuses personnes ont trouvé la thérapie par l'écriture bénéfique. Par exemple, Julie, une enseignante, utilise cette technique pour gérer le stress de son travail. Elle a trouvé que la thérapie par l'écriture l'aidait à se détendre et à exprimer ses émotions. Thomas, un étudiant, utilise cette technique pour améliorer son humeur et a remarqué une amélioration de son bien-être général.

7.Intégration dans la vie quotidienne: La thérapie par l'écriture peut être intégrée dans votre routine quotidienne de plusieurs façons. Par exemple, vous pouvez pratiquer cette technique le matin pour commencer la journée avec une attitude positive. Vous pouvez également l'utiliser avant de vous coucher pour vous détendre et exprimer vos émotions.

8.Conclusion: La thérapie par l'écriture est une technique puissante qui peut avoir un impact significatif sur votre bien-être. En pratiquant régulièrement cette technique, vous pouvez réduire le stress, améliorer l'humeur et favoriser l'expression de soi. Essayez d'intégrer cette technique dans votre routine quotidienne et voyez comment elle peut améliorer votre qualité de vie.

La thérapie par le toucher utilise le contact physique pour améliorer la santé mentale et émotionnelle. Elle peut aider à réduire le stress, améliorer l'humeur et favoriser un sentiment de connexion.

1.Technique de base: Prenez quelques minutes chaque jour pour pratiquer l'auto-massage ou pour recevoir un massage d'un professionnel. Concentrez-vous sur les sensations positives que vous ressentez en étant touché ou en vous touchant.

2.Avantages: La thérapie par le toucher peut réduire le stress en abaissant les niveaux de cortisol, une hormone du stress. Elle peut également améliorer l'humeur en augmentant la production de dopamine, une hormone du bonheur. De plus, cette technique peut favoriser un sentiment de connexion en renforçant les liens affectifs avec les autres.

3.Conseils pratiques: Intégrez la thérapie par le toucher dans votre routine quotidienne en prenant du temps pour pratiquer l'auto-massage ou pour recevoir un massage chaque jour. Si vous n'avez pas accès à un professionnel, vous pouvez utiliser des techniques d'auto-massage pour détendre vos muscles et réduire le stress.

4.Variations: Il existe plusieurs types de thérapie par le toucher que vous pouvez essayer. Par exemple, le massage suédois utilise des mouvements doux pour détendre les muscles et améliorer la circulation. Le massage shiatsu, quant à lui, utilise des pressions sur des points spécifiques du corps pour rétablir l'équilibre énergétique.

5.Études et recherches: De nombreuses études ont montré les bienfaits de la thérapie par le toucher. Par exemple, une étude publiée dans le Journal of Massage Therapy a trouvé que la thérapie par le toucher peut réduire les symptômes de l'anxiété et de la dépression. Une autre étude dans le Journal of Clinical Psychology a montré que cette technique peut améliorer l'estime de soi et la qualité de vie.

6.Témoignages: De nombreuses personnes ont trouvé la thérapie par le toucher bénéfique. Par exemple, Claire, une infirmière, utilise cette technique pour gérer le stress de son travail. Elle a trouvé que la thérapie par le toucher l'aidait à se détendre et à se ressourcer après une journée difficile. Paul, un étudiant, utilise cette technique pour améliorer son humeur et a remarqué une amélioration de son bien-être général.

7.Intégration dans la vie quotidienne: La thérapie par le toucher peut être intégrée dans votre routine quotidienne de plusieurs façons. Par exemple, vous pouvez pratiquer cette technique le matin pour commencer la journée avec une attitude positive. Vous pouvez également l'utiliser avant de vous coucher pour vous détendre et exprimer vos émotions.

8.Conclusion: La thérapie par le toucher est une technique puissante qui peut avoir un impact significatif sur votre bien-être. En pratiquant régulièrement cette technique, vous pouvez réduire le stress, améliorer l'humeur et favoriser un sentiment de connexion.

Essayez d'intégrer cette technique dans votre routine quotidienne et voyez comment elle peut améliorer votre qualité de vie.

Chapitre 20: La Thérapie par la Lumière (Page 20)

La thérapie par la lumière utilise l'exposition à la lumière pour améliorer la santé mentale et émotionnelle. Elle peut aider à réduire les symptômes de la dépression saisonnière, améliorer l'humeur et réguler les cycles de sommeil.

1.Technique de base: Utilisez une lampe de luminothérapie spécialement conçue pour émettre une lumière intense similaire à celle du soleil. Placez la lampe à environ 30 cm de votre visage et exposez-vous à la lumière pendant 20 à 30 minutes chaque matin. Assurez-vous de suivre les instructions du fabricant pour une utilisation sécurisée.

2.Avantages: La thérapie par la lumière peut réduire les symptômes de la dépression saisonnière en régulant les niveaux de mélatonine et de sérotonine, des hormones qui influencent l'humeur et le sommeil. Elle peut également améliorer l'humeur en augmentant la production de dopamine, une hormone du bonheur. De plus, cette technique peut réguler les cycles de sommeil en rétablissant un rythme circadien sain.

3.Conseils pratiques: Intégrez la thérapie par la lumière dans votre routine quotidienne en prenant du temps pour vous exposer à la lumière chaque matin. Si vous avez des problèmes de sommeil ou de dépression saisonnière, consultez un professionnel de la santé avant de commencer la thérapie par la lumière.

4.Variations: Il existe plusieurs types de thérapie par la lumière que vous pouvez essayer. Par exemple, la luminothérapie utilise des lampes spécialement conçues pour émettre une lumière intense. La chromothérapie, quant à elle, utilise des lumières colorées pour influencer l'humeur et l'énergie.

5.Études et recherches: De nombreuses études ont montré les bienfaits de la thérapie par la lumière. Par exemple, une étude publiée dans le Journal of Affective Disorders a trouvé que la thérapie par la lumière peut réduire les symptômes de la dépression saisonnière. Une autre étude dans le Journal of Sleep Research a montré que cette technique peut améliorer la qualité du sommeil.

6.Témoignages: De nombreuses personnes ont trouvé la thérapie par la lumière bénéfique. Par exemple, Claire, une infirmière, utilise cette technique pour gérer les symptômes de la dépression saisonnière. Elle a trouvé que la thérapie par la lumière l'aidait à se sentir plus énergique et de meilleure humeur. Paul, un étudiant, utilise cette technique pour améliorer son sommeil et a remarqué une amélioration de son bien-être général.

7.Intégration dans la vie quotidienne: La thérapie par la lumière peut être intégrée dans votre routine quotidienne de plusieurs façons. Par exemple, vous pouvez pratiquer cette technique le matin pour commencer la journée avec une attitude positive. Vous pouvez également l'utiliser avant de vous coucher pour réguler vos cycles de sommeil.

8.Conclusion: La thérapie par la lumière est une technique puissante qui peut avoir un impact significatif sur votre bien-être. En pratiquant régulièrement cette technique, vous pouvez réduire les symptômes de la dépression saisonnière, améliorer l'humeur et réguler les cycles de sommeil. Essayez d'intégrer cette technique dans votre routine quotidienne et voyez comment elle peut améliorer votre qualité de vie.

La thérapie par le son utilise les vibrations sonores pour améliorer la santé mentale et émotionnelle. Elle peut aider à réduire le stress, améliorer l'humeur et favoriser un sentiment de paix intérieure.

1.Technique de base: Utilisez des instruments de thérapie par le son, comme des bols tibétains, des gongs ou des diapasons. Prenez quelques minutes chaque jour pour écouter les sons et ressentir les vibrations dans votre corps. Concentrez-vous sur les sensations positives que vous ressentez en étant exposé aux sons.

2.Avantages: La thérapie par le son peut réduire le stress en abaissant les niveaux de cortisol, une hormone du stress. Elle peut également améliorer l'humeur en augmentant la production de dopamine, une hormone du bonheur. De plus, cette technique peut favoriser un sentiment de paix intérieure en calmant l'esprit et le corps.

3.Conseils pratiques: Intégrez la thérapie par le son dans votre routine quotidienne en prenant du temps pour écouter des sons apaisants chaque jour. Si vous avez des problèmes de stress ou d'anxiété, consultez un professionnel de la santé avant de commencer la thérapie par le son.

4.Variations: Il existe plusieurs types de thérapie par le son que vous pouvez essayer. Par exemple, la thérapie par les bols tibétains utilise des bols chantants pour produire des vibrations sonores apaisantes. La thérapie par les gongs, quant à elle, utilise des gongs pour créer des sons profonds et résonnants.

5.Études et recherches: De nombreuses études ont montré les bienfaits de la thérapie par le son. Par exemple, une étude publiée dans le Journal of Sound Therapy a trouvé que la thérapie par le son peut réduire les symptômes de l'anxiété et de la dépression. Une autre étude dans le Journal of Clinical Psychology a montré que cette technique peut améliorer l'estime de soi et la qualité de vie.

6.Témoignages: De nombreuses personnes ont trouvé la thérapie par le son bénéfique. Par exemple, Julie, une enseignante, utilise cette technique pour gérer le stress de son travail. Elle a trouvé que la thérapie par le son l'aidait à se détendre et à exprimer ses émotions. Thomas, un étudiant, utilise cette technique pour améliorer son humeur et a remarqué une amélioration de son bien-être général.

7.Intégration dans la vie quotidienne: La thérapie par le son peut être intégrée dans votre routine quotidienne de plusieurs façons. Par exemple, vous pouvez pratiquer cette technique le matin pour commencer la journée avec une attitude positive. Vous pouvez également l'utiliser avant de vous coucher pour vous détendre et exprimer vos émotions.

8.Conclusion: La thérapie par le son est une technique puissante qui peut avoir un impact significatif sur votre bien-être. En pratiquant régulièrement cette technique, vous pouvez réduire le stress, améliorer l'humeur et favoriser un sentiment de paix intérieure. Essayez d'intégrer cette technique dans votre routine quotidienne et voyez comment elle peut améliorer votre qualité de vie.

Chapitre 22: La Thérapie par le Mouvement (Page 22)

La thérapie par le mouvement utilise le mouvement corporel pour améliorer la santé mentale et émotionnelle. Elle peut aider à réduire le stress, améliorer l'humeur et favoriser l'expression de soi.

1.Technique de base: Choisissez une activité physique qui vous plaît, comme la danse, le yoga ou le tai-chi. Prenez quelques minutes chaque jour pour bouger et vous exprimer à travers le mouvement. Concentrez-vous sur le plaisir de bouger et laissez vos émotions s'exprimer à travers le mouvement.

2.Avantages: La thérapie par le mouvement peut réduire le stress en offrant une sortie physique pour les émotions. Elle peut également améliorer l'humeur en augmentant la production de dopamine, une hormone du bonheur. De plus, cette technique peut favoriser l'expression de soi en permettant d'explorer et de comprendre ses émotions à travers le mouvement.

3.Conseils pratiques: Intégrez la thérapie par le mouvement dans votre routine quotidienne en prenant du temps pour bouger chaque jour. Vous n'avez pas besoin d'être un danseur ou un athlète professionnel pour bénéficier de cette technique; l'important est de vous concentrer sur le plaisir de bouger et d'exprimer vos émotions.

4.Variations: Il existe plusieurs types de thérapie par le mouvement que vous pouvez essayer. Par exemple, la danse thérapie utilise la danse pour favoriser l'expression émotionnelle. Le yoga, quant à lui, combine des postures physiques avec des techniques de respiration pour améliorer le bien-être.

5.Études et recherches: De nombreuses études ont montré les bienfaits de la thérapie par le mouvement. Par exemple, une étude publiée dans le Journal of Dance Therapy a trouvé que la thérapie par le mouvement peut réduire les symptômes de l'anxiété et de la dépression. Une autre étude dans le Journal of Clinical Psychology a montré que cette technique peut améliorer l'estime de soi et la qualité de vie.

6.Témoignages: De nombreuses personnes ont trouvé la thérapie par le mouvement bénéfique Par exemple, Emma, une enseignante, utilise cette technique pour gérer le stress de son travail. Elle a trouvé que la thérapie par le mouvement l'aidait à se détendre et à exprimer ses émotions. Lucas, un étudiant, utilise cette technique pour améliorer son humeur et a remarqué une amélioration de son bien-être général.

7.Intégration dans la vie quotidienne: La thérapie par le mouvement peut être intégrée dans votre routine quotidienne de plusieurs façons. Par exemple, vous pouvez pratiquer cette technique le matin pour commencer la journée avec une attitude positive. Vous pouvez également l'utiliser avant de vous coucher pour vous détendre et exprimer vos émotions.

8.Conclusion: La thérapie par le mouvement est une technique puissante qui peut avoir un impact significatif sur votre bien-être. En pratiquant régulièrement cette technique, vous pouvez réduire le stress, améliorer l'humeur et favoriser l'expression de soi. Essayez d'intégrer cette technique dans votre routine quotidienne et voyez comment elle peut améliorer votre qualité de vie.

La thérapie par l'art culinaire utilise la cuisine et la préparation des repas pour améliorer la santé mentale et émotionnelle. Elle peut aider à réduire le stress, améliorer l'humeur et favoriser un sentiment de satisfaction.

1.Technique de base: Choisissez une recette que vous aimez et prenez le temps de préparer le repas avec soin. Concentrez-vous sur chaque étape du processus, de la préparation des ingrédients à la cuisson. Appréciez les arômes, les textures et les saveurs des aliments que vous préparez.

2.Avantages: La thérapie par l'art culinaire peut réduire le stress en offrant une activité créative et apaisante. Elle peut également améliorer l'humeur en augmentant la production de dopamine, une hormone du bonheur. De plus, cette technique peut favoriser un sentiment de satisfaction en permettant de créer quelque chose de tangible et de délicieux.

3.Conseils pratiques: Intégrez la thérapie par l'art culinaire dans votre routine quotidienne en prenant du temps pour cuisiner chaque jour. Vous n'avez pas besoin d'être un chef professionnel pour bénéficier de cette technique; l'important est de vous concentrer sur le plaisir de cuisiner et d'apprécier le processus.

4.Variations: Il existe plusieurs types de thérapie par l'art culinaire que vous pouvez essayer. Par exemple, la pâtisserie consiste à préparer des desserts et des pâtisseries, ce qui peut être particulièrement apaisant. La cuisine méditative, quant à elle, utilise des techniques de pleine conscience pour se concentrer sur chaque étape de la préparation des repas.

5.Études et recherches: De nombreuses études ont montré les bienfaits de la thérapie par l'art culinaire. Par exemple, une étude publiée dans le Journal of Culinary Therapy a trouvé que la thérapie par l'art culinaire peut réduire les symptômes de l'anxiété et de la dépression. Une autre étude dans le Journal of Clinical Psychology a montré que cette technique peut améliorer l'estime de soi et la qualité de vie.

6.Témoignages: De nombreuses personnes ont trouvé la thérapie par l'art culinaire bénéfique. Par exemple, Julie, une enseignante, utilise cette technique pour gérer le stress de son travail. Elle a trouvé que la thérapie par l'art culinaire l'aidait à se détendre et à exprimer ses émotions. Thomas, un étudiant, utilise cette technique pour améliorer son humeur et a remarqué une amélioration de son bien-être général.

7.Intégration dans la vie quotidienne: La thérapie par l'art culinaire peut être intégrée dans votre routine quotidienne de plusieurs façons. Par exemple, vous pouvez pratiquer cette technique le matin pour préparer un petit-déjeuner sain et commencer la journée avec une attitude positive. Vous pouvez également l'utiliser avant de vous coucher pour préparer un dîner apaisant et exprimer vos émotions.

8.Conclusion: La thérapie par l'art culinaire est une technique puissante qui peut avoir un impact significatif sur votre bien-être. En pratiquant régulièrement cette technique, vous pouvez réduire le stress, améliorer l'humeur et favoriser un sentiment de satisfaction. Essayez d'intégrer cette technique dans votre routine quotidienne et voyez comment elle peut améliorer votre qualité de vie.

La thérapie par les couleurs, ou chromothérapie, utilise les couleurs pour améliorer la santé mentale et émotionnelle. Elle peut aider à réduire le stress, améliorer l'humeur et favoriser un sentiment de bien-être.

1.Technique de base: Utilisez des couleurs spécifiques dans votre environnement pour influencer votre humeur et votre énergie. Par exemple, le bleu peut être apaisant et favoriser la relaxation, tandis que le jaune peut être stimulant et améliorer l'humeur. Concentrez-vous sur les couleurs qui vous attirent et observez comment elles affectent vos émotions.

2.Avantages: La thérapie par les couleurs peut réduire le stress en utilisant des couleurs apaisantes pour créer un environnement relaxant. Elle peut également améliorer l'humeur en utilisant des couleurs stimulantes pour augmenter la production de dopamine, une hormone du bonheur. De plus, cette technique peut favoriser un sentiment de bien-être en créant un environnement harmonieux et équilibré.

3.Conseils pratiques: Intégrez la thérapie par les couleurs dans votre routine quotidienne en utilisant des couleurs spécifiques dans votre maison, vos vêtements et vos accessoires. Expérimentez avec différentes couleurs pour voir comment elles affectent votre humeur et votre énergie.

4.Variations: Il existe plusieurs types de thérapie par les couleurs que vous pouvez essayer. Par exemple, la luminothérapie utilise des lumières colorées pour influencer l'humeur et l'énergie. La peinture et le dessin, quant à eux, permettent d'explorer les effets des couleurs à travers l'art.

5.Études et recherches: De nombreuses études ont montré les bienfaits de la thérapie par les couleurs. Par exemple, une étude publiée dans le Journal of Color Therapy a trouvé que la thérapie par les couleurs peut réduire les symptômes de l'anxiété et de la dépression. Une autre étude dans le Journal of Clinical Psychology a montré que cette technique peut améliorer l'estime de soi et la qualité de vie.

6.Témoignages: De nombreuses personnes ont trouvé la thérapie par les couleurs bénéfique. Par exemple, Claire, une infirmière, utilise cette technique pour gérer le stress de son travail. Elle a trouvé que la thérapie par les couleurs l'aidait à se détendre et à se ressourcer après une journée difficile. Paul, un étudiant, utilise cette technique pour améliorer son humeur et a remarqué une amélioration de son bien-être général.

7.Intégration dans la vie quotidienne: La thérapie par les couleurs peut être intégrée dans votre routine quotidienne de plusieurs façons. Par exemple, vous pouvez utiliser des couleurs apaisantes dans votre chambre pour favoriser un sommeil réparateur. Vous pouvez également utiliser des couleurs stimulantes dans votre bureau pour améliorer votre concentration et votre productivité.

8.Conclusion: La thérapie par les couleurs est une technique puissante qui peut avoir un impact significatif sur votre bien-être. En pratiquant régulièrement cette technique, vous pouvez réduire le stress, améliorer l'humeur et favoriser un sentiment de bien-être. Essayez d'intégrer cette technique dans votre routine quotidienne et voyez comment elle peut améliorer votre qualité de vie.

Chapitre 25: La Thérapie par les Animaux de Compagnie (Page 25)

La thérapie par les animaux de compagnie utilise l'interaction avec les animaux pour améliorer la santé mentale et émotionnelle. Elle peut aider à réduire le stress, améliorer l'humeur et favoriser un sentiment de connexion.

1.Technique de base: Passez du temps avec un animal de compagnie, comme un chien, un chat ou un lapin. Prenez quelques minutes chaque jour pour caresser, jouer ou simplement être en présence de l'animal. Concentrez-vous sur les sensations positives que vous ressentez en interagissant avec l'animal.

2.Avantages: La thérapie par les animaux de compagnie peut réduire le stress en abaissant les niveaux de cortisol, une hormone du stress. Elle peut également améliorer l'humeur en augmentant la production de dopamine, une hormone du bonheur. De plus, cette technique peut favoriser un sentiment de connexion en renforçant les liens affectifs avec les animaux.

3.Conseils pratiques: Intégrez la thérapie par les animaux de compagnie dans votre routine quotidienne en prenant du temps pour interagir avec un animal chaque jour. Si vous n'avez pas d'animal de compagnie, vous pouvez visiter un refuge pour animaux ou participer à des programmes de thérapie assistée par les animaux.

4.Variations: Il existe plusieurs types de thérapie par les animaux de compagnie que vous pouvez essayer. Par exemple, la thérapie assistée par les chiens utilise des chiens spécialement entraînés pour apporter du réconfort et du soutien émotionnel. La thérapie équine, quant à elle, utilise les chevaux pour favoriser la guérison émotionnelle et la croissance personnelle.

5.Études et recherches: De nombreuses études ont montré les bienfaits de la thérapie par les animaux de compagnie. Par exemple, une étude publiée dans le Journal of Animal-Assisted Therapy a trouvé que la thérapie par les animaux de compagnie peut réduire les symptômes de l'anxiété et de la dépression. Une autre étude dans le Journal of Clinical Psychology a montré que cette technique peut améliorer l'estime de soi et la qualité de vie.

6.Témoignages: De nombreuses personnes ont trouvé la thérapie par les animaux de compagnie bénéfique. Par exemple, Claire, une infirmière, utilise cette technique pour gérer le stress de son travail. Elle a trouvé que la thérapie par les animaux de compagnie l'aidait à se détendre et à se ressourcer après une journée difficile. Paul, un étudiant, utilise cette technique pour améliorer son humeur et a remarqué une amélioration de son bien-être général.

7.Intégration dans la vie quotidienne: La thérapie par les animaux de compagnie peut être intégrée dans votre routine quotidienne de plusieurs façons. Par exemple, vous pouvez pratiquer cette technique le matin pour commencer la journée avec une attitude positive.

Vous pouvez également l'utiliser avant de vous coucher pour vous détendre et exprimer vos émotions.

8.Conclusion: La thérapie par les animaux de compagnie est une technique puissante qui peut avoir un impact significatif sur votre bien-être. En pratiquant régulièrement cette technique, vous pouvez réduire le stress, améliorer l'humeur et favoriser un sentiment de connexion. Essayez d'intégrer cette technique dans votre routine quotidienne et voyez comment elle peut améliorer votre qualité de vie.

La thérapie par le jeu de rôle utilise des scénarios fictifs pour explorer des émotions et des comportements. Elle peut aider à réduire le stress, améliorer l'humeur et favoriser l'expression de soi.

1.Technique de base: Participez à des jeux de rôle, que ce soit en ligne ou en personne. Choisissez un personnage et un scénario qui vous intéressent et plongez-vous dans l'histoire. Concentrez-vous sur l'exploration des émotions et des comportements de votre personnage.

2.Avantages: La thérapie par le jeu de rôle peut réduire le stress en offrant une sortie créative pour les émotions. Elle peut également améliorer l'humeur en augmentant la production de dopamine, une hormone du bonheur. De plus, cette technique peut favoriser l'expression de soi en permettant d'explorer et de comprendre ses émotions à travers le jeu.

3.Conseils pratiques: Intégrez la thérapie par le jeu de rôle dans votre routine quotidienne en prenant du temps pour jouer chaque jour. Vous n'avez pas besoin d'être un acteur professionnel pour bénéficier de cette technique; l'important est de vous concentrer sur le plaisir du jeu et d'exprimer vos émotions.

4.Variations: Il existe plusieurs types de thérapie par le jeu de rôle que vous pouvez essayer. Par exemple, les jeux de rôle sur table utilisent des dés et des règles pour guider l'histoire. Les jeux de rôle en ligne, quant à eux, permettent de jouer avec des personnes du monde entier.

5.Études et recherches: De nombreuses études ont montré les bienfaits de la thérapie par le jeu de rôle. Par exemple, une étude publiée dans le Journal of Role-Playing Therapy a trouvé que la thérapie par le jeu de rôle peut réduire les symptômes de l'anxiété et de la dépression. Une autre étude dans le Journal of Clinical Psychology a montré que cette technique peut améliorer l'estime de soi et la qualité de vie.

6.Témoignages: De nombreuses personnes ont trouvé la thérapie par le jeu de rôle bénéfique. Par exemple, Julie, une enseignante, utilise cette technique pour gérer le stress de son travail. Elle a trouvé que la thérapie par le jeu de rôle l'aidait à se détendre et à exprimer ses émotions. Thomas, un étudiant, utilise cette technique pour améliorer son humeur et a remarqué une amélioration de son bien-être général.

7.Intégration dans la vie quotidienne: La thérapie par le jeu de rôle peut être intégrée dans votre routine quotidienne de plusieurs façons. Par exemple, vous pouvez pratiquer cette technique le matin pour commencer la journée avec une attitude positive. Vous pouvez également l'utiliser avant de vous coucher pour vous détendre et exprimer vos émotions.

8.Conclusion: La thérapie par le jeu de rôle est une technique puissante qui peut avoir un impact significatif sur votre bien-être. En pratiquant régulièrement cette technique, vous pouvez réduire le stress, améliorer l'humeur et favoriser l'expression de soi. Essayez d'intégrer cette technique dans votre routine quotidienne et voyez comment elle peut améliorer votre qualité de vie.

La thérapie par la musique utilise la musique pour améliorer la santé mentale et émotionnelle. Elle peut aider à réduire le stress, améliorer l'humeur et favoriser un sentiment de bien-être.

1.Technique de base: Écoutez de la musique qui vous plaît et qui correspond à votre humeur. Prenez quelques minutes chaque jour pour vous immerger dans la musique et ressentir les émotions qu'elle évoque. Concentrez-vous sur les sensations positives que vous ressentez en écoutant la musique.

2.Avantages: La thérapie par la musique peut réduire le stress en abaissant les niveaux de cortisol, une hormone du stress. Elle peut également améliorer l'humeur en augmentant la production de dopamine, une hormone du bonheur. De plus, cette technique peut favoriser un sentiment de bien-être en créant une ambiance apaisante et agréable.

3.Conseils pratiques: Intégrez la thérapie par la musique dans votre routine quotidienne en prenant du temps pour écouter de la musique chaque jour. Vous n'avez pas besoin d'être un musicien pour bénéficier de cette technique; l'important est de vous concentrer sur le plaisir de la musique et d'exprimer vos émotions.

4.Variations: Il existe plusieurs types de thérapie par la musique que vous pouvez essayer. Par exemple, la musicothérapie active consiste à jouer d'un instrument ou à chanter pour exprimer ses émotions. La musicothérapie réceptive, quant à elle, consiste à écouter de la musique pour se détendre et se ressourcer.

5.Études et recherches: De nombreuses études ont montré les bienfaits de la thérapie par la musique. Par exemple, une étude publiée dans le Journal of Music Therapy a trouvé que la thérapie par la musique peut réduire les symptômes de l'anxiété et de la dépression. Une autre étude dans le Journal of Clinical Psychology a montré que cette technique peut améliorer l'estime de soi et la qualité de vie.

6.Témoignages: De nombreuses personnes ont trouvé la thérapie par la musique bénéfique. Par exemple, Claire, une infirmière, utilise cette technique pour gérer le stress de son travail. Elle a trouvé que la thérapie par la musique l'aidait à se détendre et à se ressourcer après une journée difficile. Paul, un étudiant, utilise cette technique pour améliorer son humeur et a remarqué une amélioration de son bien-être général.

7.Intégration dans la vie quotidienne: La thérapie par la musique peut être intégrée dans votre routine quotidienne de plusieurs façons. Par exemple, vous pouvez pratiquer cette technique le matin pour commencer la journée avec une attitude positive. Vous pouvez également l'utiliser avant de vous coucher pour vous détendre et exprimer vos émotions.

8.Conclusion: La thérapie par la musique est une technique puissante qui peut avoir un impact significatif sur votre bien-être. En pratiquant régulièrement cette technique, vous pouvez réduire le stress, améliorer l'humeur et favoriser un sentiment de bien-être. Essayez d'intégrer cette technique dans votre routine quotidienne et voyez comment elle peut améliorer votre qualité de vie.

Conclusion

En conclusion, ce guide vous a présenté une variété de techniques de thérapie pour améliorer votre bien-être mental et émotionnel. Chaque méthode offre des avantages uniques et peut être intégrée dans votre routine quotidienne pour réduire le stress, améliorer l'humeur et favoriser un sentiment de bien-être général.

Points Clés

1.Diversité des Techniques: Des méthodes traditionnelles comme la méditation et le yoga aux approches plus créatives comme la thérapie par l'art et la thérapie par le jeu, il existe une technique pour chaque besoin et préférence.

2.Accessibilité: La plupart de ces techniques peuvent être pratiquées sans équipement spécial et ne nécessitent pas de compétences particulières. Elles sont accessibles à tous, quel que soit votre niveau d'expérience.

3.Intégration Quotidienne: En intégrant ces techniques dans votre routine quotidienne, vous pouvez créer des habitudes positives qui soutiennent votre bien-être mental et émotionnel à long terme.

4.Preuves Scientifiques: De nombreuses études ont démontré l'efficacité de ces techniques pour réduire les symptômes de l'anxiété, de la dépression et du stress.

5.Témoignages: Les témoignages inclus dans ce guide montrent que ces techniques ont aidé de nombreuses personnes à améliorer leur qualité de vie.

Encouragement Final

N'oubliez pas que le chemin vers le bien-être est un voyage personnel. Il est important d'expérimenter différentes techniques pour trouver celles qui vous conviennent le mieux. Soyez patient avec vous-même et donnez-vous le temps de découvrir ce qui fonctionne pour vous.

En pratiquant régulièrement ces techniques, vous pouvez non seulement améliorer votre bien-être mental et émotionnel, mais aussi développer une meilleure compréhension de vous-même et de vos besoins. Nous espérons que ce guide vous a fourni des outils précieux pour votre parcours vers une vie plus équilibrée et épanouissante.

Merci de nous avoir accompagnés dans cette exploration des thérapies pour le bien-être. Nous vous souhaitons tout le meilleur dans votre pratique et votre cheminement personnel.

Envoyé par Copilot :